AF318987

Le Volvulus de l'Estomac

DUJON.

Docteur DUJON

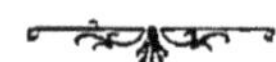

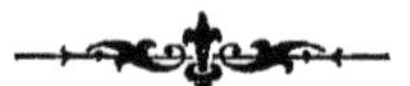

Le Volvulus

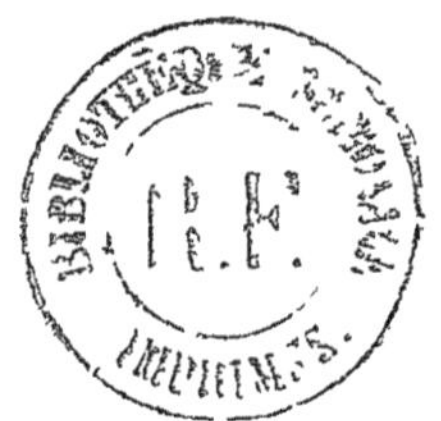

de l'Estomac

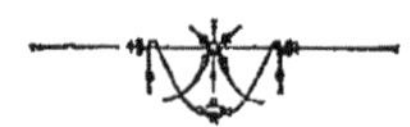

PARIS

INSTITUT INTERNATIONAL DE BIBLIOGRAPHIE SCIENTIFIQUE

93, Boulevard Saint Germain, VI.

1904

LE VOLVULUS DE L'ESTOMAC

Ayant eu l'occasion d'observer un cas de volvulus de l'es·
tomac, nous en rapportons, dans la *Gazette médicale de
Paris*, l'observation déjà communiquée au dernier *Congrès
de Chirurgie* ; et nous donnons, en même temps, la traduc-
tion des autres observations que nous avons trouvées dans
la littérature médicale : cas de Berti, en Italie (1866) ; de
Berg, à Stockholm (1895) ; de Wiesinger, à Hambourg
(1981). Le *volvulus de l'estomac* étant la *torsion de l'organe
entier* autour du petit épiploon, les cas de Saake, Langerhans et Mazzoti, doivent être rejetés ; ce sont des cas d'obstruction d'estomac en sablier. Key Aberg rapporte des cas
de rupture spontanée de l'estomac, surtout ceux de Révilliod
et de Hoffmann, qui sont expliqués, le mieux du monde, dit,
Berg, par la supposition d'un volvulus méconnu. Mais ce
n'est là qu'une hypothèse.

Nous tenons à dire que nous devons ces indications
bibliographiques, et la communication de ces mémoires
originaux à l'*Institut de Bibliographie de Paris*, que nous
remercions bien vivement.

OBSERVATION PERSONNELLE

L'observation se rapporte à un jeune assisté de la Seine, âgé de 5 ans, entré à l'hôpital civil de Moulins, dans la soiree du 28 septembre 1901.

Il avait tous les signes d'une *occlusion intestinale* : vomisse ments à l'ingestion des aliments, développement extrême de l'ab

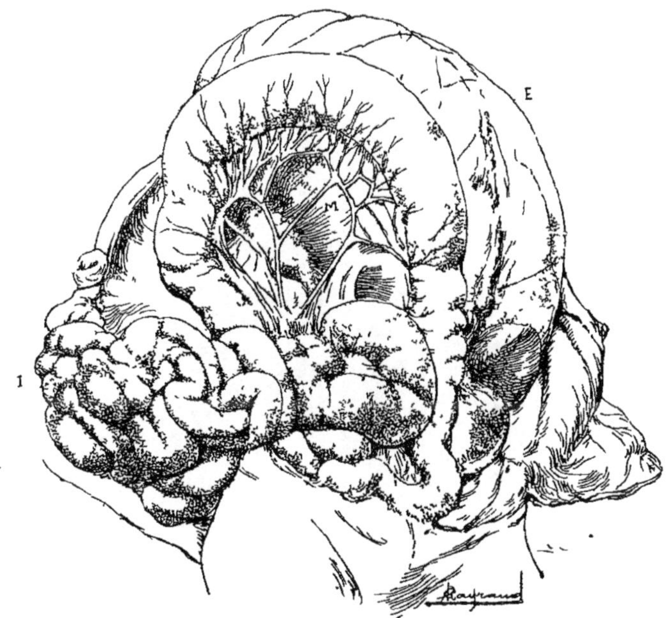

Fig 1, Volvulus de l estomac. *Legende* E, estomac ; I, intestin grêle
M mesentere

domen, absence d'émission de gaz par l'anus. Il présentait en même temps un *état général des plus graves* : facies grippé, pouls petit, fréquent, filiforme.

'Néanmoins on se décida à intervenir; et le malade fut porté le même soir sur la table d'*opération*. Il n'y eut qu'une laparatomie exploratrice. Incision médiane sus et sous-ombicale de

25 cent. A l'ouverture du péritoine, il s'écoule une certaine quantité de sérosité. On tombe de suite sur un *organe énorme.* tendu comme un ballon, paraissant remplir à lui seul tout l'abdomen. Le cas est jugé immédiatement complexe, et, l'enfant ne pouvant supporter qu'une opération courte, on se décide *à refermer.* Le malade meurt le lendemain matin.

A *l'autopsie* on trouve *l'estomac distendu d'une façon extra-*

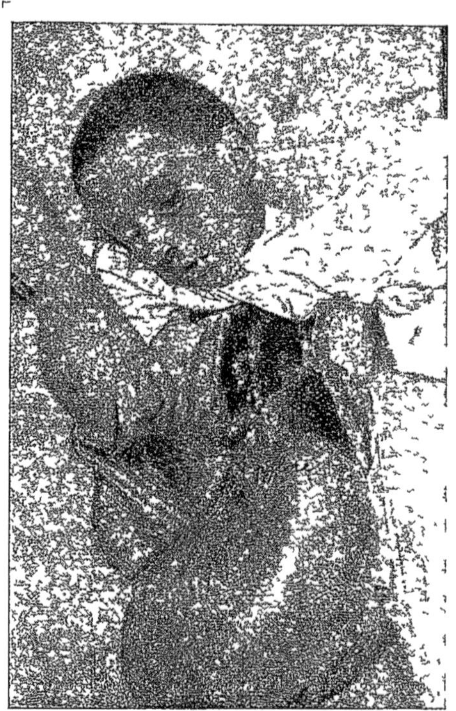

Fig 2   Volvulus de l estomac.   Aspect de l organe sur le cadavre.

ordinaire, remplissant tout le ventre, reroulant le côlon trans verse sous le foie. et vers le pubis les anses grêles à peu près vides. En examinant le viscère avec soin, on remarque que ce qui est en avant, c'est la *face postérieure*; que l'organe est tordu de 180° autour de son axe transversal. Le petit épiploon tendu, plissé, mais non détruit, est le pivot. Le pylore est en haut et en avant. Le cardia se devine caché derrière, plus à gauche, à peu près au même niveau ; tous les deux sont plissés, comprimés et obstrués par suite du volvulus et de l'énorme dilatation de l'organe. La grande courbure se dessine à peu près entière sur la figure. Elle est libre dans toute son étendue, l'épiploon gastro-splénique et le grand épiploon étant complètement déchirés Il ne reste du grand épiploon que le tractus pylorique qu'une main tend sur la Figure 2.

Il est impossible de *remettre en place* l'organe ainsi distendu. On l'ouvre : il s'échappe une grande quantité de gaz et de liquide, et, quand l'évacuation est à moitié faite, il est possible de faire reprendre à l'estomac sa place normale. L'évacuation complète laisse compter environ 3 litres de liquide légèrement sanguinolent, composé de débris alimentaires et de liquide sécrété. Aucun corps étranger solide. Pas de lésion de la muqueuse. Pas de lésions des orifices.

*
* *

Cherchant à me rendre compte du *mécanisme* de ce volvulus, j'insufflai modérément sur le cadavre l'estomac, après ligature de l'œsophage et du duodénum, de façon à donner à l'organe une certaine rigidité. Puis je tentai de produire le volvulus en le fai sant pivoter autour du petit épiploon, et ne pus jamais y arriver, *sans déchirer au préalable* l'épiploon gastro splénique d'abord et le grand épiploon ensuite ; de sorte qu'il faut admettre vraisemblablement dans notre cas une longueur ou une laxité plus grande de ces deux épiploons, ayant permis la torsion.

La torsion une fois produite, l'organe a augmenté progressivement de volume, a tiré sur l'épiploon gastro-splénique et sur le grand épiploon, et les a nécrosés ou déchirés.

La figure 1 représente une étude cadavérique, pouvant expli quer la première phase du volvulus. L'estomac est insufflé après ligature de l'œsophage et du duodénum. La torsion est ébauchée Le côlon transverse et la rate s'accrochent à l'estomac par leurs épiploons. Qu'on les déchire et on arrive de suite à la torsion complète, à la reproduction de la Figure 2.

* * *

Au point de vue de la *symptomatologie*, notre cas est tout à fait incomplet. On ne put obtenir qu'à grand'peine des renseignements insuffisants du père nourricier. L'enfant aurait souffert depuis un an, à deux ou trois reprises, de l'estomac ; il aurait vomi.

Sa dernière maladie aurait duré 8 jours et débuté brusquement par des vomissements.

Mais, si l'on reporte à la littérature médicale, et surtout si l'on étudie les trois observations les plus récentes et les plus instructives de volvulus de l'estomac, les deux de Berg (de Stockholm) en 1895, et celle de Wiesinger (1901), on voit qu'il est très possible de faire le diagnostic de cette affection.

Début généralemeut brusque ; vomissements de suite après l'ingestion des aliments ; impossibilité de faire pénétrer une sonde dans l'estomac ; arrêt à 47 centimètres, dans un cas, à 49, dans l'autre ; douleur abdominale ; gonflement commençant par l'hypocondre gauche, augmentant progressivement, et rappelant la forme en cornemuse de l'estomac. Arrêt des gaz à l'anus. — En somme, tableau de l'occlusion intestinale, avec cette différence qu'il est impossible de faire pénétrer dans l'estomac des aliments ou une sonde, et que l'abdomen présente une forme particulière, rappelant celle de l'estomac.

Diagnostiquée et opérée à temps, l'affection peut guérir. C'est ce qui est arrivé dans les trois cas de Berg et de Wiesinger.

* * *

OBSERVATION I.

Curieux entortillement de l'œsophage avec le duodénum, suivi de mort rapide. Histoire clinique (BERTI. — Cazetta med. ital. venete, 1866).

Une femme de soixante ans, d'aspect cachectique, quoique se

portant assez bien, se rend au pays voisin pour aider sa fille dans ses couches.

Elle ne s'y fatigue pas démesurément et ne s'expose à aucun traumatisme. Quelques jours après l'accouchement, elle se décide à retourner chez elle. Elle fait un repas frugal, prend congé et se rend à la station du chemin de fer la plus rapprochée ; elle prend un billet de seconde classe et, après quarante minutes de voyage exécuté dans de bonnes conditions, à 6 heures de l'après-midi, elle arrive chez elle. Elle n'avait rien ressenti pendant le voyage et se trouva encore bien deux heures après. Mais, vers 8 heures, elle fut saisie tout d'un coup d'une violente douleur à la region épigastrique, accompagnée de nausées et de vomisse ments. En même temps, son ventre commence à enfler et à se tympaniser. Un chirurgien, appelé trois heures après, ordonne 12 sangsues à la région douloureuse, et fait prendre 2 onces d'huile de ricin qui fut bientôt rejetée. Elle arriva au matin, n'ayant eu qu'un léger soulagement de la douleur très aigue Le ventre se tympanise de plus en plus, les vomissements se renou vellent à chaque ingestion de liquide, et la constipation est absolue. Le médecin appelé prescrit un scrupule de calomel, qui est rejeté comme l'huile, un large cataplasme de farine de lin sur le ventre; des lavements purgatifs, puis d'assa fœtida, qui sortirent en ramenant simplement quelques morceaux de matières provenant du bout inférieur de l'intestin. A 4 heures de l'apres midi, devant l'aggravation des symptômes, je fus appelé en consultation. Je trouvai la malade dans un état de faiblesse extrême, mais cependant avec toute sa lucidite d'esprit, le visage pâle, la peau froide, les lèvres blanches, la langue blanche et froide, la respiration tranquille, le pouls extrême ment petit et ralenti, correspondant aux battements de cœur, l'épigastre douloureux seulement sous une forte pression, le ventre énormément enflé, des vomissements à chaque ingestion, mais non spontanes, les matières rejetées aqueuses, incolores, inodores, les urines rares, l'émission des gaz par l'anus supprimee. La palpation donnait peu de renseignements, la percussion rendait partout un son clair et élevé, sauf dans l'hypocondre droit, sous les dernières côtes, où il y avait un peu de matité. On pouvait sentir là de la résistance, sous une pression prolon-

gée. De quoi s'agissait-il donc ? Vraisemblablement, d'une oc
clusion intestinale, bien qu'il manquât un des symptômes essen-
tiels, le vomissement de matières fécales, ou au moins biliaires.
D'autre part, l'idée d'un empoisonnement que le grand affaisse-
ment de la malade aurait pu évoquer, ne pouvait être admise
dans ce cas ; il manquait les signes pathognomoniques de l'em
poisonnement par le cuivre ou par le plomb de par l'usage de
vases mal étamés, et les aliments ingérés au repas étaient de
nature bien innocente. En dehors de ces empoisonnements ac-
cidentels habituels, on n'avait aucune raison de penser à un
crime. On ne pouvait évidemment songer à une péritonite, avec
la rapidité d'évolution, l'absence de fièvre, la douleur cir
conscrite du ventre. Je conclus donc à une occlusion intestinale, et, étant donné la nature des aliments rejetés, je pensais
que le siège de l'occlusion était sur le duodénum entre le pylore
et l'embouchure du cholédoque.

C'était la seule façon d'expliquer l'absence des matières fécales et de bile. Le diagnostic était exact, mais incomplet, ainsi
que le démontra l'autopsie de la malade, morte peu de temps
après ma consultation. A l'ouverture du ventre, on trouve l'estomac extrêmement distendu, occupant à lui seul toute la cavité
péritonéale ; ses parois étaient d'un rouge sombre, sillonnées de
grosses veines, ses orifices entortillés entre eux étaient cachés
sous lui et placés dans cette région de l'hypocondre droit où
pendant la vie s'était révélée la matité à la percussion ; le côlon
transverse était comprimé entre l'estomac et le diaphragme et
le foie ; tout le reste de l'intestin était vide. La rate et le pancréas ensemble étaient descendus dans la région suspubienne,
sur le fond de la vessie. Aucune adhérence entre l'œsophage et
le duodénum dans l'endroit où ils étaient si étrangement entortillés entre eux ; aucune obstruction de leur lumière, à part le
plissement. Il suffit de prendre avec les deux mains toute cette
masse d'organes, y compris la rate et le pancréas, de lui faire
faire deux tours horizontaux de gauche à droite, pour que
chacun reprenne sa situation normale et que les conduits rede-
viennent perméables. On lie alors l'œsophage et le duodénum à
une petite distance des orifices stomacaux ; on enlève l'estomac
et on l'ouvre. L'air sort en sifflant ; il s'écoule ensuite des ma-

tières partie liquides, partie solides, composées des aliments et des boissons ingérés au dernier repas, avec un peu de sang provenant de la rupture de quelque vaisseau. Les parois de l'estomac étaient partout congestionnées et tachées de noir par places comme si elles avaient été touchées par un liquide corrosif ; le cardia et le pylore étaient normaux. Quant aux taches noires elles étaient dues à des ecchymoses produites par la rupture de vaisseaux plus ou moins considérables, sous l'influence de l'énorme distension et de l'étranglement de l'organe.

En effet, l'analyse des matières, en dehors d'un peu de fer dû au sang extravasé, révéla seulement la présence d'acide butyrique, lequel se trouve habituellement dans les fermentations. On ne trouva aucun autre acide, aucune substance minérale capable de détruire les tissus. Tout l'intestin était anémié, sauf le côlon transverse qui, comprimé entre le diaphragme et l'estomac, était rouge. La rate et le pancréas ensemble pesaient une livre, 4 onces et demi. La rate seule pesait 14 onces.

Maintenant, comment nous expliquer cette double rotation de l'estomac autour de l'axe transversal du corps ? Il paraissait évident que ce singulier phénomène était dû à la luxation spontanée de la rate et du pancréas et à leur chute dans le bassin. Cette chute devait nécessairement étirer et allonger, si ce n'est rompre, le ligament suspenseur de la rate et cette partie du grand épiploon qui la tient étroitement unie à la grande courbure, entraînant en même temps l'œsophage vers le bassin. Les aliments se portant dans cette grande courbure abaissée augmentaient encore la descente, tandis que les intestins occupant le bas-ventre, très mobiles, chassés violemment par ces nouveaux hôtes sur le côté droit de la cavité péritonéale, heurtaient là l'extrémité pylorique de l'estomac, et, la laxité du petit épiploon le permettant, poussaient cette extrémité sur le côté gauche de l'abdomen, lui faisant accomplir un premier demi tour de droite à gauche. Dans la suite, les mouvements spontanés des intestins et le ballottement des matières alimentaires suffirent peut-être à ramener la grande courbure de l'estomac, du côté droit où elle se trouvait accidentellement vers la gauche, et *vice versa* l'extrémité pylorique de gauche à droite ; et ainsi se produisait un tour entier de l'estomac autour de l'axe transversal du corps.

Pour ce qui est du second tour, nous ne pouvons nous l'expliquer, d'autant plus que d'après les signes observés pendant la vie, il faut retenir que l'estomac augmenta subitement de volume, et de ce fait même fut moins susceptible de changer de situation. Mais malgré cela, il existait bien pourtant ce second tour : assistaient à l'autopsie plusieurs médecins de l'hôpital, beaucoup de jeunes assistants et quelques médecins de la ville, parmi lesquels le médecin traitant. Tous virent le déplacement des viscères, et le double tour exécuté pour remettre les organes en position normale ; quelques-uns même mirent la main sous l'estomac dilaté pour sentir l'entortillement. D'autre part, nous ne pouvons pas ne pas ajouter foi à ce que nos yeux ont vu, à ce que nos mains ont touché La symptomatologie et l'autopsie établirent notre conviction.

L'estomac était plein de matières alimentaires et de sang extravasé, et cependant le vomissement etait purement aqueux, sans odeur ni couleur ; il se composait des boissons avalées, mêlées à quelques mucosités de l'œsophage ; par conséquent, rien ne sortait de l'estomac par cette voie. Le duodénum ne fonctionnait pas davantage, puisque les intestins étaient vides ou contenaient des matières fécales non teintées de sang. Si donc l'œsophage et le duodénum étaient perméables, et si cependant rien ne sortait de l'estomac, il fallait bien admettre une double occlusion due à l'entortillement des deux canaux, comme nous l'avons décrit plus haut.

Ainsi, durant la vie, il n'y eut pas de vomissements proprement dits.

Le médecin traitant, rappelant ses souvenirs et rectifiant ses dires, déclara à l'autopsie qu'on avait eu affaire à de simples régurgitations.

Ce cas très rare, si ce n'est unique, d'entortillement et d'occlusion intestinale avec luxation spontanée de la rate et du pancréas, restera donc toujours difficile à expliquer, en l'absence de traumatisme violent, de même que les deux tours de torsion, malgré le rapide gonflement de l'organe.

Pour moi, je dis que si, à l'autopsie du cadavre, avait assisté un de ces philosophes de l'antiquité qui admettaient trois âmes, une dans la tête, une dans la poitrine et l'autre dans l'abdomen, il n'aurait pas manqué d'affirmer que l'on était en présence de l'âme abdominale !

OBSERVATION II.

Un cas de torsion de l'estomac.   Opération. Guérison.
1er CAS. — Dʳ John BERG (de Stockholm). — *Nord medicinskt Arkiv., Fest Band.*

Le 13 novembre 1895, je fus appelé en toute hâte en consultation, par mon collègue le Dʳ Lamberg, auprès d'un malade, qui présentait depuis la veille des symptômes très étranges. Les renseignements qui suivent me furent très aimablement fournis par le Dʳ Lamberg, médecin de la famille du malade.

M. Th. P..., âgé de 41 ans, se sentait de temps en temps nerveux et impatient depuis plusieurs années, principalement à la suite d'un travail assidu, et souffrait également depuis longtemps d'insomnie. Il était autrefois un zélé sportsman, et deux fois, après de violents efforts, il cracha un peu de sang. Autrement, il n'avait jamais été malade. Il fut toujours très maigre, malgré des digestions excellentes. Il eut cependant de temps en temps quelques renvois de gaz, et deux fois également tout d'un coup, il se plaignit de douleurs dans le ventre, qui se montrèrent de 2 à 3 heures après le repas, durèrent 2 heures et pendant ce temps changèrent de place. Il n'a jamais eu de vomissements, ni de goût acide dans la bouche et n'a que rarement senti de pesanteur à l'épigastre après le repas. Les selles étaient un peu paresseuses, mais régulières. Pendant les trois dernières années, suivant le conseil de son médecin, il s'est toujours efforcé de prendre son repas à des heures fixes, 4 fois par jour et de manger lentement, en évitant autant que possible les aliments liquides.

Dans les derniers mois, cependant, afin d'engraisser, il buvait une assez grande quantité de lait.

Le 12 novembre, le malade, après avoir pris son léger déjeuner habituel, à 8 heures, se rendit à son comptoir, puis à midi revint à la maison. Il n'avait pas alors son appétit ordinaire ; cependant il fit un repas un peu plus copieux que de coutume, un bifteack d'environ 200 gr., 2 petits morceaux de rognons, un morceau de pain avec du|beurre, 350 gr. de lait et une pomme.

Pendant le repas il eut une éructation gazeuze, ce qui l'étonna, et presque aussitôt après il ressentit, peu à peu, une douleur assez forte au milieu du bas-ventre. Il continua cependant son repas, mais les douleurs augmentèrent et devinrent aussi fortes que dans une violente colique. En même temps apparurent des nausées. Il revint à son comptoir, où il eut 3 à 4 fois des vomissements peu abondants.

A 3 heures, il s'en retourna à pied à sa maison ; et il y eut pour la dernière fois un vomissement alimentaire.

Les nausées cessèrent ; mais les douleurs persistèrent. Par téléphone, son médecin lui conseilla de garder le repos, de faire des enveloppements chauds du ventre, de sucer de la glace et de prendre un lavement. A sa visite, à 7 heures, le D\' Lamberg trouva le patient se plaignant de douleurs encore plus vives dans le ventre. Les nausées étaient revenues. Température, 37°7. Pouls, 80. Le ventre non gonflé rendait partout un son tympanique. La région longeant le bord antérieur gauche du thorax était, dans une étendue d'environ 2 centimètres en descendant, un peu dure et également sensible. La matière vomie sentait le rance et était composée de petits morceaux de viande décolorée et presque fluide. Une faible solution tiède et bicarbonate de soude avalée par le malade fut aussitôt rejetée.

Pendant la nuit, des douleurs persistèrent, avec rejet de chaque goutte d'eau avalée, de la salive et des médicaments. L'inquiétude allait augmentant.

A sa visite du 13 novembre, à 2 heures, le D\' Lamberg trouva un gonflement nettement limité à l'hypocondre gauche et au mésogastre, et tellement saillant que la partie inférieure de la moitié gauche du thorax était nettement dessinée. Cette saillie, semblable à une tumeur, sensible à la moindre pression, s'étendait par son bord inférieur convexe sur la ligne médiane à 7 c. au-dessus de l'ombilic et à droite jusqu'à la matité hépatique dans la ligne parosternale droite. Dans toute l'étendue tympanique, excepté dans une zone, à gauche, vers la rate, s'augmentait d'un espace grand comme la main.

Quand le malade se mettait debout, la percussion était diffé-
rente.

La région qui auparavant était mate (à l'exception de la partie
gauche la plus extrême), donnait un son tympanique, et la région
la plus profonde du côté droit devenait mate. Du reste, le
ventre était rétracté, mou et insensible, sans rien de spécial à
noter à la percussion. La pulsation cardiaque était facile à sentir
dans le 4° espace intercostal, en dehors de la ligne du mamelon.
Les limites du poumon étaient normales.

Du côté gauche, en arrière, il ne paraissait pas remonté
Aucune gêne respiratoire, pas de palpitations. La sensation de
douleur variait avec les différentes positions du corps, mais la
tension était permanente. Une sonde œsophagienne fut introduite sans résistance pendant 47 c. 1/2 à compter de l'arcade
dentaire ; elle rencontra alors une résistance absolue. Après
avoir retiré la sonde, on remarqua qu'elle rapportait environ un
cuillerée à bouche d'un liquide incolore, une fine écume, semblable à de la salive. Température, 37°7. Pouls fort   Tel était
l'état du malade lorsque je fus appelé à 3 heures environ. Il était
certain pour nous deux qu'il s'agissait d'un obstacle au passage
des aliments dans l'estomac, et nous ne pouvions expliquer le
cours surprenant de l'affection, la forme en cornemuse de la
tumeur, et sa situation, de même que le résultat de l'exploration
par la sonde, d'aucune autre façon que par l'admission d'une
torsion aiguë de l'estomac.

L'agitation pénible du malade, de même que la tension colos-
sale de la tumeur nous indiquaient suffisamment qu'il n'y avait
pas de temps à perdre. Le malade accepta aussitôt la laparatomie
proposée.

Opération. — Il fut transporté à la maison de santé et, là,
l'opération fut pratiquée à 6 heures du soir. Incision de 8 c. de
long sur la ligne médiane, commençant à environ un travers de
doigt au dessus de l'ombilic. La paroi antérieure de la tumeur
était recouverte d'une légère trame épiploïque. Après l'incision
de cette couche, la paroi de la tumeur apparut dessous avec une
couleur gris brun, et tellement tendue et amincie qu'une étendue
aussi grande de l'estomac nous parut presque inadmissible.

L'étude de la topographie par l'introduction d'un doigt était absolument impossible sans la diminution préalable de la tumeur. J'espérais pouvoir réaliser ce résultat en évacuant le gaz au moyen d'une ponction.

Une petite sonde exploratrice fut introduite. Mais il ne sortit que peu de gaz. Puis, après quelques mouvements imprimés à la sonde, il s'échappa à flots, partie par la sonde, partie à côté d'elle, un liquide presque clair, sentant l'aigre. La sonde fut rapidement remplacée par un trocart plus long et plus gros. A mesure que la tumeur devenait plus petite, le point de la ponction s'élevait avec le trocart du côté gauche, si bien que, après l'évacuation d'un litre environ du liquide précédemment décrit' nous arrivions à craindre qu'il ne s'écoulât dans le ventre, sous le bord gauche de la plaie. Le trocart fut alors retiré et la plaie fermée rapidement par deux sutures. La tumeur était encore trop grosse et trop tendue pour permettre une exploration abdominale. On pratiqua alors, en partant du milieu de l'incision longitudinale, une incision oblique le long du bord gauche du thorax, comprenant presque toute la largeur du muscle droit correspondant. On put alors facilement voir que les épiploïques recouvrant la tumeur augmentaient de largeur de haut en bas ; ce qui confirmait notre opinion de torsion de l'estomac. La fente de l'épiploon fut élargie. Après avoir garni soigneusement de compresses les bords de la plaie, et en faisant sur le ventre une pression constante, tout autour de la tumeur, la paroi de cette tumeur fut incisée, et alors, par une ouverture large d'au moins 1 c. 1/2, il s'échappa encore 2 litres d'un liquide qui, peu à peu, devint plus trouble et plus riches en débris alimentaires.

La tension de la tumeur disparut alors complètement et on put s'assurer que l'on avait affaire à l'estomac. La petite plaie stomacale fut liée avec soin au moyen de deux séries de sutures. Il n'y eut pas d'écoulement de liquide dans la cavité abdominale.

On vit alors, à la partie inférieure du bord convexe du viscère un vaisseau qui se présentait comme une artère coronaire et semblait appartenir à la courbure superieure. L'épiploon fut alors saisi et abaissé avec précaution. De cette façon, on vit de droite à gauche la région pylorique de couleur et d'épaisseur

absolument normales ; puis, obliquement dirigée de droite à
gauche et de bas en haut, le bord droit de la grosse tubérosité
retournée ; avant d'aller plus loin, on dut abaisser tout l'épiploon et en même temps aussi le côlon transverse ; alors, sans
la moindre résistance, l'artère coronaire fut replacée au-dessus
de la grande courbure et finalement toute la grosse tubérosité
du côté gauche. Il n'y avait pas d'adhérences, ni de changement
péritonéal. La main de l'opérateur fut introduite jusqu'au cardia,
mais nulle part, tout le long du bord inférieur de l'estomac, elle
ne put sentir d'une façon indiscutable un nœud ou une apparence de sablier. La paroi de l'estomac était partout également
mince, mais du reste normale.

Après la remise en place, la petite courbure de l'estomac
parut un peu plus profonde qu'à l'état normal.

Les *suites opératoires* furent absolument normales. Pas de
vomissements, pas de fièvre ; alimentation de plus en plus facile.
Guérison par première intention. La malade quitta la maison de
santé après 12 jours et put reprendre son travail environ une
semaine plus tard.

Notes de l'auteur.   Le Dr Lamberg soumit le malade, au
commencement de décembre, à une étude très minutieuse et
m'en a communiqué les résultats avec beaucoup de bienveil
lance. L'état général est très bon, la musculature puissante, le
tissu cellulaire sous cutané d'une ténuité surprenante, la colo
ration du visage pâle. Quant au cœur et aux poumons, et quant
à leur situation, rien d'anormal. Le ventre est petit, rétracté et
souple, le foie normal par sa situation, son volume et ses mou
vements. D'une façon indiscutable, on sent au dessus de l'om
bilic une partie intestinale plus dure, dirigée transversalement,
parfois pleine de gaz, le côlon transverse. — Dans la région de
l'estomac, on obtient à la percussion un petit son clair. Après
insufflation de l'estomac, les limites de l'organe fortement distendu sont très nettes à la percussion comme à la palpation,
principalement en bas, au milieu de la ligne auxiliaire gauche,
jusqu'au 6e espace intercostal, dans la ligne parasternale gauche,
jusqu'à 2 c. 1/2 au-dessus de la ligne horizontale passant par
l'ombilic, dans la ligne médiane, jusqu'à 5 c. au-dessus de

l'ombilic, et la limite atteint le bord du foie à 3 c. à droite de
la ligne médiane. La puissance de la digestion, comme aussi la
force motrice de l'estomac sont étudiées par différents repas
d'épreuve. Les deux sont trouvées normales ; après un copieux
repas seulement, après 1 heure 1/2 environ, on retira une cuillerée à bouche d'un contenu stomacal très finement émietté, qui
présentait une forte réaction d'Hcl ; aucune sarcine, ni champi-
gnon. Le rein droit est tellement descendu que, dans les fortes
inspirations, on peut le palper jusqu'au dessus de son milieu. Il
ne peut être que difficilement maintenu dans cette position On
ne peut sentir le rein gauche. J'ai revu plusieurs fois le malade,
l'année passée ; il continue à se porter parfaitement bien.

OBSERVATION III.

Volvulus de l'estomac. — 2ᵉ CAS.   Dʳ BERG (de Stockholm).

J'ai eu l'occasion inespérée de traiter pendant l'année un second cas de volvulus de l'estomac ; et je me permets de rapporter
ici l'histoire de ce malade, pour faire ensuite la critique de ces
deux cas.

La femme G. K..., âgée de 45 ans, de Stockholm, fut envoyée
par son médecin à l'hôpital Séraphin, le 30 octobre 1896, parce
qu'elle souffrait depuis 14 jours de douleurs de plus en plus
vives à la déglutition ; si bien même que le jour de sa réception,
elle ne put avaler une goutte d'eau. Il me fut rapporté sur son
passé qu'à part la rougeole qu'elle eut il y a plus de vingt ans,
elle n'avait jamais eté malade ; mais cependant elle avait tou
jours été un peu faible et maigre. La malade n'eut jamais de
troubles digestifs; mais seulement, de temps en temps, surtout
à l'époque des règles, et apres l'ingestion d'aliments gras, elle
éprouvait une sensation de pesanteur après le repas et avait des
renvois acides. Les selles était fréquemment pénibles; elle se
plaignait également souvent de ballonnement du ventre et de
légères coliques. Rien de plus. Jamais d'hématémèse. Ces
troubles dyspeptiques ne se sont pas aggravés dans ces derniers
temps, et son état s'est toujours amélioré apres l'emploi de

quelques bouteilles d'eau de Vichy ou de Carlsbad. Deux fois, l'été dernier, après des repas un peu copieux, elle ressentit brus quement une violente douleur à l'épigastre, elle crut avoir affaire à des attaques de coliques; elle eut quelques vomisse ments, suitout aqueux et salivaires; 24 heures apres, elle était cependant complètement revenue a la santé. Il y a 14 jours, elle fut malade de la même façon, après l'ingestion d'une pomme.

Dans la nuit, elle eut de violentes douleurs à l'épigastre et vers le matin, commencèrent les vomissements. Cette fois, cet état persista plus longtemps. Les vomissements ne s'arrêtèrent qu'au bout de 2 jours, et les douleurs persistèrent encore plus longtemps, bien qu'elles fussent un peu calmées par la mor phine. Dès les premiers jours, elle eut une difficulté, allant sans cesse en augmentant, à la déglutition et à garder ensuite les ali ments avalés. Les aliments déglutis étaient rejetés au bout de quelques minutes, sans vomissements proprement dits, et la malade avait la sensation « d'avoir un bouchon dans la poitrine. » Au début, les aliments solides seuls étaient rejetés, mais bientôt les aliments liquides le furent également; si bien que pendant plusieurs jours, elle ne put gaider qu'un peu de thé. Les deux derniers jours avant son admission a l'hôpital, elle rejetait cha que goutte d'eau déglutie.

Examen le 30 octobre au soir. La patiente est très maigre, sans être cachectique. Son visage est de couleur rouge. Il n'y a pas de tiaces d ictère. Pouls un peu faible, de fréquence normale.

Température, 37°5. Dans les derniers jours, aucune douleur. Rien d'anormal à signaler touchant le cœur, les poumons et les reins Le ventre, à parois minces, n'est pas ballonné, pas tendu, insensible. La percussion ne donne pas de matité notable. A l'épigastre, on sent nettement une iésistance, comme s'il y avait une tumeur dont le bord droit tranchant s'étend à environ un travers de main au dessus de l'ombilic jusqu'à la ligne médiane; mais du côté gauche, la masse se perd sous le bord gauche du thorax. La tumeur, pas très dure, est large de deux doigts, et présente un bord inférieur obliquement ascendant de droite à gauche, et allant se terminer derrière le bord de la poitrine; on ne peut pas le palper sous ce bord et il est peu mobilisable. La malade avale sur notre demande quelques gouttes d'eau. Une minute après elles sont rejetées, sans variation de couleur.

Une sonde œsophagienne de grosseur moyenne, avec un bout conique allongé, mais bien arrondi, pénètre sans résis tance jusqu'à environ 5o centimètres. Immédiatement après, on tendit à la malade un peu d'eau ; elle fut avalée avec ménagement et gardée. On l'invita à essayer d'avaler en plusieurs fois de petites quantités de vin et d'eau. Un lavement nutritif fut aussi prescrit.

31 octobre. La malade n'a rien gardé. Une fine sonde pharyn gienne à moitié rigide est introduite sans résistance et on lui administre environ un verre de lait avec un œuf. Tout est rendu au bout de quelques minutes. Trois lavements nutritifs.

1er novembre. L'état n'a pas changé. La malade consent à une opération projetée pour le lendemain.

2 novembre. Pour laver l'estomac, un assistant introduit une sonde œsophagienne molle ordinaire, qui pénètre à peu près jusqu'au cardia, mais ne va pas plus loin. Une sonde plus fine et plus rigide pénètre profondément sans difficulté notable. L'eau rentre en assez grande quantité, mais ne revient pas facilement, parce que l appareil à injections n'est pas fermement adapté au cathéter.

Lorsque le tube fut changé, il s'écoula au moins un litre d'un liquide couleur chocolat clair ; et l'estomac se laissa facilement laver. Une heure plus tard fut pratiquée l'anesthésie.

OPÉRATION. En palpant, après le relâchement des muscles du ventre, on ne sentait plus de résistance. Incision sur la ligne blanche, d'abord d'environ 10 cent. de long, s'étendant jusqu'au nombril, puis section de la peau de l'ombilic et prolongement de l'incision vers le bas. En écartant les bords de la plaie, on voit vers la gauche un organe creux de forme tout à fait extraordinaire. Il pend comme un ballon mollement gonflé, à peu près gros comme deux poings.

Il s'étend à droite jusqu'à la ligne médiane et en bas jusqu'à une ligne horizontale passant par le nombril ; à gauche, on peut très facilement palper avec la main introduite dans le ventre

son bord arrondi. Vers le haut, le ballon paraît saillir d'une
large ouverture péritonéale. Sur le bord inférieur, il était facile
de reconnaître une petite portion épiploïque. En haut de l'in
cision, on sent dans la profondeur, recouverte en partie par le
bord droit du ballon, une tumeur plus grosse qu'une noix de
galle, dure, mamelonnée, lisse, peu mobile. Le fond de l'organe
est relevé par un assistant. On voit alors un peu au-dessous du
milieu de l'incision le pylore qui était caché auparavant. Il est
sain, repose sur le duodénum tiré en haut et à gauche

A gauche du pylore est un pli dur formé par la torsion de
l'estomac, entre la partie postérieure du pylore et la face poste‐
rieure de l'estomac tournée en haut. La portion pylorique de
l'estomac plissée est fortement abaissée par un tractus passant
transversalement sur elle.

Après une assez difficile exploration, on pouvait se convain
cre avec certitude qu'une anse grêle de 1 mètre de long à peu
près, et une petite pàrtie du côlon transverse suivant la torsion
de l'estomac ou l'accompagnant, et tirant sur le pylore de gau
che à droite, avait traversé par un grand trou le petit épiploon.
Les deux parties de l'instestin furent facilement ramenées par
le trou en bas vers la gauche. Le pylore s'éleva alors un peu et
il fut clair que la portion dure appartenait au cardia attiré sur
la ligne médiane par la torsion de l'estomac et l'abaissement du
pylor.e

Après que la grosse courbure fût amenée d'avant en arrière
(ce qui fut facile de par les lésions épiploïques), tout rentra dans
l'ordre. La tumeur était comme un gonflement mamelonné du
cardia, un peu plus large qu'un doigt au-dessous du diaphragme.
Pas de dilatation de la partie accessible du cardia au dessus de
la tumeur. Le point de la torsion de la région cardiaque était
au dessous de la tumeur. Presque tout le corps de l'estomac
avait fait aussi une torsion complète sur son axe, ce qui pouvait
avoir amené la déchirure du petit épiploon.

Quand tout fut remis en place, dans l'hypothèse que la
tumeur du cardia, malgré la suppression du volvulus, pouvait
gêner la déglutition, on exécuta le premier temps d'une gas-
trostomie d'après la méthode de Johan Nicolaysen, à la place
habituelle.

Suites.   L'opération fut très bien supportée. La guérison fut retardée par une suppuration de la plaie du ventre, le pé ritoine étant hors de cause. L'état normal ne fut pas sérieusement menacé ; la température devint normale au bout de 7 jours.

Déjà, les premiers jours, la patiente pouvait boire sans difficulté de l'eau et du vin en petite quantité ; peu à peu on lui donna de plus grandes quantités, au début, de la nourriture liquide, plus tard, demi-solide.

Après 4 semaines, elle pouvait quitter le lit, et après 7 semaines, la maison de santé. Pendant son séjour à la maison de santé, il lui arriva une fois que la nourriture resta arrêtée dans l'œsophage, et alors, pendant les heures qui suivirent, elle ne put rien avaler de liquide. Cela arriva plusieurs fois, après avoir absorbé, un œuf un peu dur, mais cela allait mieux quand la patiente pouvait manger étant assise.

Elle-même croyait que l'arrêt de la nourriture était simplement causé par la peur qu'elle en avait. Comme ces difficultés furent vite passées et la quantité quotidienne de nourriture complètement suffisante, l'ouverture de l'estomac ne fut pas pratiquée.

L'état général ne se releva cependant que très lentement et quand elle quitta l'hôpital, la patiente était encore très faible. Une sonde œsophagienne, enfoncée à 0,47 cent. à partir de l'arcade dentaire, rencontrait un obstacle insurmontable, correspondant visiblement à l'endroit de la tumeur.

Notes de l'auteur (Dʳ BERG). — Ces deux cas sont sans doute, à beaucoup de points de vue, d'un grand intérêt.

Premièrement, à cause de leur extrême rareté ; deuxièmement, parce qu'ils rapportent les premiers cas de torsion de l'estomac opérés ; et, troisièmement, parce qu'ils sont propres à éclairer la nature et la pathogénie de ctte dangereuse maladie.

Dans la littérature, je n'ai pu rassembler que quatre cas, où il était question de torsion de l'estomac. Ce sont les cas de Berti Mazzoti, Langerhans et Saake.

Je n'ai pas eu en main les mémoires des deux premiers, auteurs italiens, de sorte que je ne sais du cas de BERTI que le peu

que le titre de sa communication donne : « *Singolare attortigliamento dell' esofago col duodeno seguito da rapido morte* ».
Du cas de Mazotti, j'ai seulement un rapport (Virchow Hirchs
Jahresbericht, 2874 ; de même que du mémoire de Langerhans. Je me permets d'en citer l'essentiel.

Cas de Ma__oti.

Il s'agissait, dans le premier cas, d'une femme de 5o ans qui,
dans la clinique de Brugnole, à Bologne, mourut à la suite de
vomissements incoercibles. A l'autopsie, on trouva au milieu
de l'estomac un étranglement perpendiculaire à son grand axe,
causée par quelques adherences de la portion pylorique à la
paroi abdominale. Par suite de cette circonstance, l'estomac
paraissait composé de deux moitiés séparées, dont la supérieure
répondait au pylore. Après une pénible destruction des adhe
rences, la torsion céda si complètement que l'estomac parut
absolument normal. Mazzoti estime que l'étranglement etait
consécutif à la contraction des faisceaux musculaires transver-
saux extraordinairement développés au milieu de l'organe.

Cas de Langerhans.

Le cas de Langerhans, observé après la mort, concerne une
femme de 47 ans, qui, 5 jours avant sa mort, fut admise dans le
service de Gerhardt, à l'hôpital de la Charité. Elle avait, depuis
beaucoup d'années, souffert de douleurs de l'estomac, et une
semaine à peu près avant sa mort, elle eu tout à coup des coli
ques et des vomissements violents.

Le diagnostic fut : dilatation de l'estomac à la suite de sténose
cicatricielle du pylore. La malade avait une grande soif, dans
les derniers temps, de l'anurie, et mourut dans un accès de
crampes ressemblant au tetanos.

A l'autopsie, ou trouva principalement ce qui suit : un estomac en sablier par suite d'une forte rétraction cicatricielle au
milieu de la petite courbure et de la partie correspondante de
la paroi postérieure de l'estomac ; entre ce rétrécissement de
l'estomac et la paroi abdominale antérieure, se trouvait au-

dessous des fausses côtes, dans la ligne parasternale gauche une assez forte adhérence péritonéale de 3 centimètres de long ; les deux moitiés de l'estomac étaient remplies de liquide ; la moitié pylorique fortement distendue et tordue autour de l'axe longitudinal, pendant que la grande courbure s'élevant en avant s'est rabattue en haut ; il en résulte une torsion autour de l'axe à gauche, au niveau du rétrécissement stomacal, qui a l'épaisseur du doigt ; à droite, le duodénum rattaché au pylore, par suite de la torsion de la seconde moitié de l'estomac, se plisse et se ferme : cette portion de l'estomac montre une très forte hyperemie par stase. Tout l'intestin est vide.

Comme dans le cas de Mazzoti, il s'agissait donc encore dans celui de Langerhans, d'une torsion de la portion pylorique d'un estomac en sablier ; et la torsion était déterminée, dans les deux cas, par adhérence de cette moitié de l'estomac à la paroi antérieure du ventre. Mais, dans le cas de Langerhans, la péritonite chronique adhésive et la forme en sablier de l'estomac, étaient produites vraisemblablement par plusieurs ulcères consécutifs de l'organe.

Le quatrième cas de W. Saakes, publié en 1893. ne présente, à mon avis, aucune torsion proprement dite de l'estomac.

Il sera pourtant brièvement mentionné ici, parce que Wolfer dans son mémoire sur la *gastro-anastomose* de l'estomac en sablier, cite sans façon ce cas parmi les trois cas à lui connus de torsion de l'estomac en sablier.

Une femme de 67 ans fut admise (dans un état très misérable) à l'hôpital de Pforzheim, en raison de douleurs (pesanteurs d'estomac opiniâtres, vomissements rares) ; après absorption de nourriture, aucune douleur notable. On ne trouve aucune tumeur ; les selles sont très irrégulières, la plupart sous formes de diarrhées rares. Elle paraissait très cachectique.

Malgré les signes négatifs, en se basant sur les autres symptômes, on porta le diagnostic de sténose commençante de la partie supérieure du tube digestif, à la suite d'un ulcère. Après la la mort, on trouva des altérations compliquées de l'estomac. Il y avait un estomac en sablier, divisé en deux parties à peu près semblables, par étranglement circulaire. Cette forme anormale

fut, considérée, après les recherches *macroscopiques* et microscopiques approfondies de Saakes, comme absolument congé
nitale. bien qu'on eut trouvé des ulcérations aussi bien dans la
région du cardia que dans celle du pylore, ii est vrai, dans le
premier endroit, d'apparence non maligne, et à la dernière place
au contraire, d'une nature carcinomateuse non douteuse. Aucune altération dans la séreuse, aucune adhérence. Dans la
description détaillée de l'état du cadavre, pour l'estomac, l'auteur dit donc textuellement ce qui suit : « La position des deux
moitiés de l'estomac est telle que la portion gauche, rattachée à
l'œsophage, est située, comme dans l'état normal, tandis que la
moitié droite convexe est tordue en avant autour d'un axe vertical, de sorte que le pylore paraît poussé assez près du cardia à
droite et en arrière de lui.

Ces paroles sont les seules qui pouvaient faire admettre le cas
de Saakes (ainsi que Volfler le fait) comme exemple à citer d'une
torsion d'un estomac en sablier. Déjà un regard sur les figures
annexees au memoire de Saakes montre, ainsi qu'il me semble,
très clairement, qu'il ne s'agissait pas d'une torsion de la deuxième
moitié de l'estomac, comme dans le cas de Langerhans, mais
probablement d'une anomalie particulière, congénitale, des fais
ceaux musculaires dans la paioi postérieure de l'estomac et dans
le ligament gastro-hépatique et le ligament gastro-duodénal,
déterminant un rapprochement anormal du cardia et du pylore,
et, par suite, un estomac en sablier. Cette position vicieuse,
chronique, du pylore, peut avoir été certainement capable d'aug
menter à la suite de la contracture tenant à la difficulté persis
tante de vider l'estomac. Elle ne conduisit certainement pas
rapidement, comme l'histoire clinique le démontre, à une ina
nition complète, ainsi que cela se passe dans les autres cas de
véritable torsion aigue ou suraiguè de tout l'estomac ou d'une
moitié de l'estomac. De ces cas cités ici, il résulte qu'une grande
différence semble exister entre ceux-ci et mon cas.

Si l'on accepte le cas de Berti, que je ne connais pas, il ne
peut être question de véritable torsion de l'estomac que dans les
deux cas de Mazzoti et de Langerhans.

Deux puissantes raisons sont bien propres à expliquer la tor sion : la forme en sablier de l'estomac et ses adhérences à la paroi abdominale antérieure. Dans aucun de mes deux cas, il ne se présentait de telles altérations. Ma seconde opération présentait cependant une assez grande analogie avec les cas précités ; le corps de l'estomac était le siège d'une importante lésion chronique : Un cancer fort rétractile, juste au-dessous du cardia, ce qui ne pouvait provoquer de forme en sablier, mais pouvait rac courcir peu à peu, par une rétraction cicatricielle, la distance entre le pylore et le cardia, c'est-à-dire la petite courbure, Il est bien également hors de doute que cette tumeur fortement sténosante, envahissant toute la paroi stomacale, pouvait détruire l'innervation de l'estomac comme une cicatrice qui comprime, et par conséquent, qu'une semblable torsion peut amener l'insuffisance et l'atrophie musculaire.

Ce qu'il y a de plus important, à mon sens, dans mon cas II, pour expliquer la position anormale de l'intestin, c'est la grande ouverture congétinale du petit épiploon ; comme un étranglement interne, il est admissible qu'une anse grêle ou une partie du côlon transverse ait pénétré par ce grand trou, au dessus du pylore, d'arrière à gauche, en avant à droite.

Alors la torsion même de l'estomac a commencé, et d'une façon et dans une étendue comme dans aucun autre cas. La grande courbure décrit un cercle complet ; d'abord en arrière et en haut, ou par suite de l'épiploon qui cède, tourne en avant et en bas, si bien que finalement la portion tordue pend en avant par sa face antérieure.

La participation de tout l'estomac à la torsion est bien démontrée par les vomissements violents des deux premiers jours.

Il est clair aussi que, aussitôt que la torsion fût amenée à ce point, une partie de la grande courbure faisait saillie à travers l'ouverture du ligament gastro-hépatique. Le contenu stomacal s'écoulant peu à peu dans cette partie contribuait puissamment à abaisser le fond de l'organe.

L'abaissement du cardia et la traction du pylore, en haut et à gauche, à un tel point que ces deux parties et la surface du corps de l'estomac étaient situées dans un même plan à gauche de la colonne vertébrale, montrent parfaitement avec quelle force la torsion fut achevée ; la couleur chocolat du liquide du lavage indique aussi une importante stase sanguine de la muqueuse stomacale.

Si, dans le second de mes cas, on put trouver des raisons pou vant expliquer l'affection, rien dans mon premier cas, aussi bien dans l'histoire du malade que dans celle de l'opération, ne peut être admis que comme cause prédisposante.

Les troubles insignifiants de l'estomac signalès dans les commémoratifs, l'examen de l'abdomen lors de la laparotomie et avant tout, le résultat de la recherche approfondie de M. le Dr Lamberg, un mois après l'opération, montrent que le patient tout au plus de temps en temps, avait souffert de dyspepsie nerveuse et pouvait avoir présenté une dilatation tout à fait insignifiante, avec une légère ptose et une faible dimiuution de la puis sance musculaire de l'estomac.

Subitement, sans trouble de l'état général, le patient fut après un repas habituel, atteint de douleurs prémonitoires, et, dans l'espace de 24 heures, l'estomac complètement tordu est tendu jusqu'à se fendre.

Cependant, également ici, la torsion ne se présente pas tout d'un coup, mais est produite par un plissement progressif de la grande courbure : ce qui paraît justifier la résistance particulière le long du bord gauche du thorax que le Dr L .. constata à sa première visite.

La quantité énorme (3 litres) de liquide clair, acide, qui fut évacué par l'opération est certainement considérée comme le produit d'une hypersécrétion secondaire de la muqueuse stoma cale fortement hypérémiée

Mais quelle est la cause du plissement de la grande courbure ? Le principal rôle doit être joué par le développement de gaz ou une contracture anormale d'une partie de l'estomac, ou bien la cause est la traction exercée par une anse haut située du côlon transverse.

Je dois malheureusement laisser ces questions sans les trancher. Pour ce qui est du diagnostic, dans mon premier cas, ainsi qu'il a été déjà dit, les signes aigus subjectifs, réunis avec les changements objectifs, constituent un ensemble clinique que mon collègue et moi ne pûmes interpréter que comme un volvulus de l'estomac Ce qui m'étonnait, c'était de ne rien trouver dans les commémoratifs permettant d'admettre la présence d'un estomac en sablier congénital ou d'une seule affection à moi connue, ayant du rapport avec le volvulus de l'estomac.

Le fait que la sonde œsophagienne penétrait jusqu'à une profondeur de 49 c. 1/2 donnait le droit de penser à une dilatation du cardia. Comme cela fut démontré plus tard, cette circonstance expliquait pour le mieux que l'œsophage, par suite de la traction par en bas, était un peu allongé.

Dans le *deuxième cas*, par contre, je dois le dire, le diagnostic présentait des difficultés insurmontables. Les commemoratifs, aussi bien que l'examen, suggéraient l'idée que dans l'espace de 14 jours, jusqu'a l'obstruction, un obstacle croissant se trouvait non seulement au cardia, mais encore au pylore. La tumeur, facilement palpable à l'épigastre vers la gauche, sous le bord du thorax, faisait admettre comme diagnostic le plus probable de l'occlusion un cancer rétractile du pylore, le long de la petite courbure jusqu'au cardia.

A l'appui de ce diagnostic il y avait surtout l'exploration par la sonde d'une certaine grosseur qu'on réussissait à introduire jusqu'a l'estomac.

La nourriture administrée fut cependant bientôt rejetée. De puissantes objections contre l'hypothèse d'un cancer de l'estomac aussi développe s'offraient cependant évidentes, dans l'état général relativement bon, dans les parties molles du ventre, dans les parois de l'estomac fortement dilatables, dans une occlusion du pylore et du cardia se présentant soudainement après une marche remarquablement silencieuse et ainsi de suite. Seulement par une opération la vie pourrait être sauvée ; c'etait la seule chose de laquelle nous étions convaincus. L'opération, si nos suppositions étaient justes, devait consister seulement dans une entérostomie On dira peut-être qu'on devait enlever la tumeur. Je ne peux nier la possibilité de la réussite d'une telle operation, surtout si elle avait été exécutée avant la suppression de l'occlusion.

Quand tout se trouva dans l'ordre, la tumeur fut déplacée, poussée vers le haut sous le diaphragme, et si un enlèvement eût encore été possible, la fermeture de la cicatrice du côte de l'estomac eût donné certainement des difficultes invincibles.

Ajoutez que de l'examen aussi bien de la consistance très dure et de la surface séreuse lisse de la tumeur que de l'apparence non cachectique de la patiente, nous conservions l'espérance qu'il n'y avait pas un cancer, mais une vieille cicatrice.

En raison de cette assurance, je me suis contenté de terminer l'opération par le premier acte de la gastrotomie.

Je dois avouer que la marche ultérieure du cas a fait rendre plus probable la nature carcinomateuse de la tumeur. Toutefois, je ne regrette pas de m'être abstenu..

Finalement, un dernier mot: quand il arrive à quelqu'un, comme à moi, que, dans l'espace d'une année, deux cas d'une forme de maladie non décrite jusqu'alors peuvent être observés, on doit se demander si de tels cas ne se présentent pas plus souvent, restant méconnus par erreur de diagnostic.

Si j'étais arrivé près de ma première patiente quelques heures plus tard, une rupture de l'estomac aurait pu déjà avoir eu lieu et ce cas aurait pu conduire à la mort, ce qui aurait été une bonne démonstration d'une rupture spontanée de l'estomac,

On peut à peine mettre en doute qu'une telle torsion de l'estomac, après la rupture, même par la dissection, resterait complètement impossible à diagnostiquer. Et vraiment, si j'examine le petit nombre de cas que Key Aberg a recueillis dans les livres comme les plus sûrs exemples d'une rupture spontanée de l'estomac (je parle surtout des cas de Revillod et de E. V. Hoffmann), je dois dire que ces cas de mort sont expliqués le mieux du monde par la supposition d'un volvulus méconnu

Ainsi qu'on le sait, c'est seulement dans un estomac sain jusqu'alors que la rupture de l'estomac est si rare.

Les cas, au contraire, où la rupture est la suite d'une ancienne cicatrice de la paroi de l'estomac, jointe à une trop forte tension de l'organe, sont déjà nombreux.

Qui sait si dans quelques-uns de ces cas, la torsion n'a pas été le facteur qui a causé la dilatation excessive de l'estomac.

Les suites des abcès de l'estomac paraissent déjà aussi en quelque sorte prédisposer à la torsion.

Les preuves positives manquant pour la valeur de cette hypothèse' je dois me borner à ces indices.

Observation IV

*Un cas de volvulus de l'estomac avec obstruction complète du car
dia et du Pylore et nécrose graisseuse aigue.   Guérison.*
WIESINGER. (*Deutsche medicinische Wochencshrift*, 7, 2, 1901).

La maladie débuta le 19 octobre, au dire du médecin de la
famille, chez un homme de 41 ans, tout d'un coup, alors qu'il
rentrait chez lui après un repas tres copieux, sous les apparences
d'une occlusion intestinale. Le malade aurait joui auparavant
n'une santé parfaite. Les phenomènes étaient: vomissements,
constipation, douleur et développement de l'abdomen. Les douleurs étaient surtout prononcées du côté gauche du ventre et
principalement dans l'hypocondre gauche. Le médecin observa
que le ballonnement augmenta lentement pendant les premiers
jours, occupant toute la partie supérieure gauche de l'abdomen
et débordant légèrement à droite. Les vomissements n'existèrent
qu'au debut, et ne se renouvelèrent pas dans la suite; il y avait
simplement des régurgitations de mucosités.

Chaque fois que le malade essayait de prendre des aliments
ou des liquides, il les rejetait aussitôt; Les douleurs et la tension
abdominale augmentant, le malade se fit transporter à l hôpital,
le huitième jour, le 22 octobre, à 7 heures du soir.

L'examen confirma les données du medecin. Nous trouvâmes
aussi une grosse tumeur du côté gauche du ventre. Comme la
tension était extrême, le pouls petit et fréquent, et l'état général
mauvais, l'opération fut pratiquée de suite. A l'ouverture de la
cavité, on trouva une notable quantité de sérosité sanguinolente
avec caillots fibrineux, comme cela se passe habituellement dans
les occlusions les plus anciennes. Le péritoine était fortement
injecté par places, en état d'inflammation commençante. Toute
la partie supérieure gauche du ventre, de l'hypocondre gauche
jusqu'à la ligne médiane à droite, et jusqu'au desssous de l'ombilic
était occupée par une tumeur plus grosse que la tête d'un homme
fortement tendue, sans mobilisation possible, complètement
recouverte d'épiploon. Cet epiploon était mou, œdémateux, fixé
par de récentes et nombreuses adhérences difficiles à détruire.

Il était parsemé de noyaux de nécrose graisseuse, qu'on trouva également en d'autres points, au cours de l'opération, principalement au voisinage du pancréas.

Le diagnostic de nécrose graisseuse fut confirmé par l'examen micoscopique. Après avoir décollé prudemment l'épiploon, nous reconnûmes, à notre grand étonnement, que la paroi antérieure de la tumeur était constituée par l'estomac tendu comme un ballon et fort injecté.

Il était partout recouvert de l'épiploon, si bien qu'il n'était possible en aucun point de l'atteindre directement.

Cela me rappela aussitôt un kyste du pancréas décrit comme cas unique, dans les *Archives de Langenbeck* de 1900, par Bes sel Hagen.

Il décrit un kyste du pancréas qui ne vient pas comme d'ha bitude faire saillie au-dessus ou au-dessous de l'estomac, mais repousse cet organne en avant et s'en coiffe comme d'un bonnet fortement tendu. L'estomac très ballonné, dit Bessel-Hagen, occupait toute la paroi antérieure de la tumeur jusqu'au voisinage de la colonne vertébrale On aurait dit que c'etait l'estomac qui constituait la paroi antérieure du kyste.

Il était impossible de mobiliser l'estomac dans un sens quel conque. On fut dans l'obligation de passer à travers l'estomac pour vider le kyste. Ce cas semblait se rapporter complètement au nôtre ; les nécroses graisseuses paraissaient le confirmer, et je doutai pas, pas plus que mon entourage, que nous nous trouvions dans des circonstances pareilles à celles de Bessel Hagen. Et je me décidai à suivre la même voie que lui. Pour diminuer la tension extrême et ne pas souiller le péritoine, nous enlevâmes par un trocart, en siphonnant, environ 2 litres d'un liquide brun légèrement floconneux, contenant de l'acide lactique, et pas d'acide chlorhydrique.

Nous fîmes alors sur la paroi de l'estomac une incision de cinq centimètres de long, et nous retirâmes encore deux litres de même liquide Ce fut alors seulement qu'on put s'orienter, et constater, a notre grand etonnement, qu'il n'y avait ni tumeur ni kyste derrière l'estomac, et que toute la tumeur était constituée par l'estomac. Le pancréas, quoique un peu grossi, semblait normal. Le côlon transverse était placé à droite, au dessus de l'estomac, sous le foie. L'estomac était complétement tordu autour de son axe de 180°, et fixé dans cette position par des adhérences.

Le cardia, de même que le pylore, étaient obturés par cette torsion.

La forte tension de l'estomac avait aussi contribué à augmenter cette occlusion. On avait donc affaire à un volvulus de l'estomac avec fermeture des orifices, péritonite commençante et nécrose giaisseuse aiguë.

Après ligature de l'incision stomacale, il fut relativement facile de détacher les adhérences et de remettre les organes en place. Quand le côlon fut remis dans sa position normale, au dessous de l'estomac, ce dernier pivota autour de son axe, si bien que la plaie stomacale passa en arrière, au devant du rachis.

L'opération était terminée; la guérison survint sans encombre. Les organes digestifs du malade fonctionnent maintenant très normalement.

L'histoire de la maladie nous fixe nettement sur le diagnostic. Pour ce qui est de la pathogénie, des causes diverses entrent en jeu. Le malade jouissait, d'après lui, d'une parfaite santé. Il est pourtant admissible qu'il existait déjà depuis plus ou moins longtemps des changements de position des organes en jeu, ce qui favorisa la production du volvulus. Pour commencer, le côlon transverse s'oppose a la rotation de l'estomac par l'épiploon gastro colique attaché à la grande courbure.

Or, dans notre cas, le côlon était placé et fixé au-dessus de l'estomac. Un obstacle encore plus grand à la rotation de l'estomac est le mésocôlon. Ou bien chez notre malade, il devait être congénitalement plus long, cause habituelle du volvulus d'autres organes, ou bien tiré en haut par le côlon transverse, il s'est allongé peu à peu. Les adhérences peuvent également jouer un rôle important dans la fixation de la position pathologique. Dans notre cas, la plupart existaient entre le grand épiploon et le péritoine pariétal ; il en existait peu sur l'estomac. L'iléus ainsi produit, l'occlusion du cardia et du pylore augmentait avec la tension de l'estomac, d'autant plus que sous l'influence du volvulus survenait une énorme sécrétion stomacale.

L'augmentation graduelle de la tumeur pendant les premiers jours en était la démonstration clinique, et la tension et la réplétion énormes de l'organe le prouvèrent à l'opération.

La nécrose graisseuse est très intéressante à considérer ; elle s'explique par ce fait que le canal pancréatique était bouché par suite de la torsion du pylore et du duodénum, ce qui empêchait l'évacuation du suc pancréatique. Elle peut encore s'expliquer par l'énorme tension de l'estomac, amenant des troubles circulatoires.

C'est peut être la première fois qu'il y eut guérison de nécrose graisseuse aigue, par suppression de la cause.

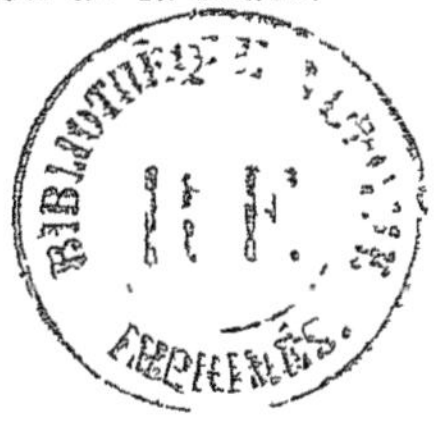

BIBLIOGRAPHIE

BERTI. — *Singolare attortigliamento dell esofago col duodeno seguito da rapida morte. Gaz. med. ital. prov. venete*, Padova, IX, 139 141.

BERG. — *Zwei Falle von Axendrehung des Magens. Opération. Hei lung. — Nord. med Ark.*, Stockholm, F. XIII, Festband Axel Key, n° 191-18.

WIESINGER. *Ein Fall von Volvulus des Magens mit totalem dadurch bedingtem Verschluss von Cardia und Pylorus in akuter Fettnekrose. — Deutsche medicinische Wochenschrift*, 1901.

MAZZOTI. *Di un vomito infrenabile dispendente da strangolamento rotatorio dello stomaco. — Rivista clinica di Bologna*, 1899, IV, 280-288.

SAAKE. *Ein Fall von Sanduhrmagen, Virckows Archiv.*, B. 134.

LANGERHANS. *Ein Fall von innerer Einklemmung durch Achsendrehung der Pylorushalfte eines Sanduhrnagens. Virchows Archiv*, Bd. III, p. 387.

KEY-ABERG. *Till laran an den spontana magrupturen (Gastropexis). — Nord. medic. Archiv*, B. XXII, 1890, n° 10.

www.ingramcontent.com/pod-product-compliance
Ingram Content Group UK Ltd.
Pitfield, Milton Keynes, MK11 3LW, UK
UKHW021022120726
13693UKWH00005B/2140